RUNNER'S LOG BOOK

DEDICATION

This Running Log Journal is dedicated to all the runners out there who love running or want to start, and document their findings in the process.

You are my inspiration for producing books and I'm honored to be a part of keeping all of your Running notes and records organized.

This journal notebook will help you record your details about your runs.

Thoughtfully put together with these sections to record in detail: Race Bucket List, Daily Run, Weekly Review & Notes, & Running Quotes.

HOW TO USE THIS BOOK

The purpose of this book is to keep all of your Running notes all in one place. It will help keep you organized.

This Running Log Journal will allow you to accurately document every detail about your running experience. It's a great way to chart your course through your daily runs.

Here are examples of the prompts for you to fill in and write about your experience in this book:

1. **Race Bucket List** - Planner for Races to attend & includes Time, Date, Place, Pace & Notes/ Comments.

2. **Daily Run** - Date, Goals, Route, Distance, Time, Weather, Speed, Calories Burned, Heart Rate, Breathing, Meal, How I Felt, Injuries/ Pain, Positive Affirmation & Comments.

3. **Weekly Review & Notes** - Write your progress for the week including Total Distance, Weight, Average Speed, Total Cumulative Hours, Average Heart Rate, Total Calories Burned, Notes & Insights On How I Can Be Better Next Week.

4. **Running Quotes** - Inspirational quotes you write, for keeping you motivated.

"THE MIRACLE
ISN'T THAT I
FINISHED. THE
MIRACLE IS THAT
I HAD THE
COURAGE TO
START."
- JOHN BINGHAM

RACES TO ATTEND

Time	Date	Place	Pace	Notes / Comments

RACES TO ATTEND

Time	Date	Place	Pace	Notes / Comments

"Run when you can, walk if you have to, crawl if you must; just never give up."
— Dean Karnazes

Day:	Date:		Goal:	
Comments:	**Route:**			
	Distance:		**Time:**	
	Weather:		**Speed:**	
	Calories Burned:		**Heart Rate:**	
	Breathing:		**Meal:**	
	How I Felt:			
	Injuries / Pain:			
	Positive Affirmation:			

Day:	Date:		Goal:	
Comments:	**Route:**			
	Distance:		**Time:**	
	Weather:		**Speed:**	
	Calories Burned:		**Heart Rate:**	
	Breathing:		**Meal:**	
	How I Felt:			
	Injuries / Pain:			
	Positive Affirmation:			

Day:	Date:	Goal:	
Comments:	**Route:**		
	Distance:	**Time:**	
	Weather:	**Speed:**	
	Calories Burned:	**Heart Rate:**	
	Breathing:	**Meal:**	
	How I Felt:		
	Injuries / Pain:		
	Positive Affirmation:		

Day:	Date:	Goal:	
Comments:	**Route:**		
	Distance:	**Time:**	
	Weather:	**Speed:**	
	Calories Burned:	**Heart Rate:**	
	Breathing:	**Meal:**	
	How I Felt:		
	Injuries / Pain:		
	Positive Affirmation:		

Day:	Date:	Goal:
Comments:	**Route:**	
	Distance:	**Time:**
	Weather:	**Speed:**
	Calories Burned:	**Heart Rate:**
	Breathing:	**Meal:**
	How I Felt:	
	Injuries / Pain:	
	Positive Affirmation:	

Day:	Date:	Goal:
Comments:	**Route:**	
	Distance:	**Time:**
	Weather:	**Speed:**
	Calories Burned:	**Heart Rate:**
	Breathing:	**Meal:**
	How I Felt:	
	Injuries / Pain:	
	Positive Affirmation:	

Day:	Date:	Goal:
Comments:	Route:	
	Distance:	Time:
	Weather:	Speed:
	Calories Burned:	Heart Rate:
	Breathing:	Meal:
	How I Felt:	
	Injuries / Pain:	
	Positive Affirmation:	

WEEKLY REVIEW

Total Distance:		Weight:	
Ave Speed:		Total Hours:	
Ave Heart Rate:		Total Cal Burned:	

Notes & Insights on How I Can Be Better Next Week:

"The point is whether or not I improved over yesterday. In long distance running the only opponent you have to beat is yourself, the way you used to be."

— Haruki Murakami

Day:	Date:	Goal:
Comments:	**Route:**	
	Distance:	**Time:**
	Weather:	**Speed:**
	Calories Burned:	**Heart Rate:**
	Breathing:	**Meal:**
	How I Felt:	
	Injuries / Pain:	
	Positive Affirmation:	

Day:	Date:	Goal:
Comments:	**Route:**	
	Distance:	**Time:**
	Weather:	**Speed:**
	Calories Burned:	**Heart Rate:**
	Breathing:	**Meal:**
	How I Felt:	
	Injuries / Pain:	
	Positive Affirmation:	

Day:	Date:	Goal:
Comments:	Route:	
	Distance:	Time:
	Weather:	Speed:
	Calories Burned:	Heart Rate:
	Breathing:	Meal:
	How I Felt:	
	Injuries / Pain:	
	Positive Affirmation:	

Day:	Date:	Goal:
Comments:	Route:	
	Distance:	Time:
	Weather:	Speed:
	Calories Burned:	Heart Rate:
	Breathing:	Meal:
	How I Felt:	
	Injuries / Pain:	
	Positive Affirmation:	

Day:	Date:	Goal:

Comments:	Route:	
	Distance:	Time:
	Weather:	Speed:
	Calories Burned:	Heart Rate:
	Breathing:	Meal:
	How I Felt:	
	Injuries / Pain:	
	Positive Affirmation:	

Day:	Date:	Goal:

Comments:	Route:	
	Distance:	Time:
	Weather:	Speed:
	Calories Burned:	Heart Rate:
	Breathing:	Meal:
	How I Felt:	
	Injuries / Pain:	
	Positive Affirmation:	

Day:	Date:		Goal:	
Comments:	**Route:**			
	Distance:		**Time:**	
	Weather:		**Speed:**	
	Calories Burned:		**Heart Rate:**	
	Breathing:		**Meal:**	
	How I Felt:			
	Injuries / Pain:			
	Positive Affirmation:			

WEEKLY REVIEW			
Total Distance:		**Weight:**	
Ave Speed:		**Total Hours:**	
Ave Heart Rate:		**Total Cal Burned:**	
Notes & Insights on How I Can Be Better Next Week:			

"Running! If there's any activity happier, more exhilarating, more nourishing to the imagination, I can't think of what it might be. In running the mind flees with the body, the mysterious efflorescence of language seems to pulse in the brain, in rhythm with our feet and the swinging of our arms."
- Joyce Carol Oates

Day:	Date:		Goal:	
Comments:	Route:			
	Distance:		Time:	
	Weather:		Speed:	
	Calories Burned:		Heart Rate:	
	Breathing:		Meal:	
	How I Felt:			
	Injuries / Pain:			
	Positive Affirmation:			

Day:	Date:		Goal:	
Comments:	Route:			
	Distance:		Time:	
	Weather:		Speed:	
	Calories Burned:		Heart Rate:	
	Breathing:		Meal:	
	How I Felt:			
	Injuries / Pain:			
	Positive Affirmation:			

Day:	Date:	Goal:
Comments:	Route:	
	Distance:	Time:
	Weather:	Speed:
	Calories Burned:	Heart Rate:
	Breathing:	Meal:
	How I Felt:	
	Injuries / Pain:	
	Positive Affirmation:	

Day:	Date:	Goal:
Comments:	Route:	
	Distance:	Time:
	Weather:	Speed:
	Calories Burned:	Heart Rate:
	Breathing:	Meal:
	How I Felt:	
	Injuries / Pain:	
	Positive Affirmation:	

Day:	Date:		Goal:	
Comments:	**Route:**			
	Distance:		**Time:**	
	Weather:		**Speed:**	
	Calories Burned:		**Heart Rate:**	
	Breathing:		**Meal:**	
	How I Felt:			
	Injuries / Pain:			
	Positive Affirmation:			

Day:	Date:		Goal:	
Comments:	**Route:**			
	Distance:		**Time:**	
	Weather:		**Speed:**	
	Calories Burned:		**Heart Rate:**	
	Breathing:		**Meal:**	
	How I Felt:			
	Injuries / Pain:			
	Positive Affirmation:			

Day:	Date:	Goal:

Comments:	Route:	
	Distance:	Time:
	Weather:	Speed:
	Calories Burned:	Heart Rate:
	Breathing:	Meal:
	How I Felt:	
	Injuries / Pain:	
	Positive Affirmation:	

WEEKLY REVIEW

Total Distance:		Weight:	
Ave Speed:		Total Hours:	
Ave Heart Rate:		Total Cal Burned:	

Notes & Insights on How I Can Be Better Next Week:

"PAIN IS
TEMPORARY.
QUITTING LASTS
FOREVER."
- LANCE
ARMSTRONG

Day:	Date:	Goal:
Comments:	Route:	
	Distance:	Time:
	Weather:	Speed:
	Calories Burned:	Heart Rate:
	Breathing:	Meal:
	How I Felt:	
	Injuries / Pain:	
	Positive Affirmation:	

Day:	Date:	Goal:
Comments:	Route:	
	Distance:	Time:
	Weather:	Speed:
	Calories Burned:	Heart Rate:
	Breathing:	Meal:
	How I Felt:	
	Injuries / Pain:	
	Positive Affirmation:	

Day:	Date:		Goal:
Comments:	**Route:**		
	Distance:		**Time:**
	Weather:		**Speed:**
	Calories Burned:		**Heart Rate:**
	Breathing:		**Meal:**
	How I Felt:		
	Injuries / Pain:		
	Positive Affirmation:		

Day:	Date:		Goal:
Comments:	**Route:**		
	Distance:		**Time:**
	Weather:		**Speed:**
	Calories Burned:		**Heart Rate:**
	Breathing:		**Meal:**
	How I Felt:		
	Injuries / Pain:		
	Positive Affirmation:		

Day:	Date:	Goal:
Comments:	**Route:**	
	Distance:	**Time:**
	Weather:	**Speed:**
	Calories Burned:	**Heart Rate:**
	Breathing:	**Meal:**
	How I Felt:	
	Injuries / Pain:	
	Positive Affirmation:	

Day:	Date:	Goal:
Comments:	**Route:**	
	Distance:	**Time:**
	Weather:	**Speed:**
	Calories Burned:	**Heart Rate:**
	Breathing:	**Meal:**
	How I Felt:	
	Injuries / Pain:	
	Positive Affirmation:	

Day:	Date:	Goal:
Comments:	**Route:**	
	Distance:	**Time:**
	Weather:	**Speed:**
	Calories Burned:	**Heart Rate:**
	Breathing:	**Meal:**
	How I Felt:	
	Injuries / Pain:	
	Positive Affirmation:	

WEEKLY REVIEW			
Total Distance:		**Weight:**	
Ave Speed:		**Total Hours:**	
Ave Heart Rate:		**Total Cal Burned:**	

Notes & Insights on How I Can Be Better Next Week:

"There is something magical about running; after a certain distance, it transcends the body. Then a bit further, it transcends the mind. A bit further yet, and what you have before you, laid bare, is the soul."
- Kristin Armstrong

Day:	Date:		Goal:	
Comments:	**Route:**			
	Distance:		**Time:**	
	Weather:		**Speed:**	
	Calories Burned:		**Heart Rate:**	
	Breathing:		**Meal:**	
	How I Felt:			
	Injuries / Pain:			
	Positive Affirmation:			

Day:	Date:		Goal:	
Comments:	**Route:**			
	Distance:		**Time:**	
	Weather:		**Speed:**	
	Calories Burned:		**Heart Rate:**	
	Breathing:		**Meal:**	
	How I Felt:			
	Injuries / Pain:			
	Positive Affirmation:			

Day:	Date:	Goal:
Comments:	**Route:**	
	Distance:	**Time:**
	Weather:	**Speed:**
	Calories Burned:	**Heart Rate:**
	Breathing:	**Meal:**
	How I Felt:	
	Injuries / Pain:	
	Positive Affirmation:	

Day:	Date:	Goal:
Comments:	**Route:**	
	Distance:	**Time:**
	Weather:	**Speed:**
	Calories Burned:	**Heart Rate:**
	Breathing:	**Meal:**
	How I Felt:	
	Injuries / Pain:	
	Positive Affirmation:	

Day:	Date:		Goal:	
Comments:	Route:			
	Distance:		Time:	
	Weather:		Speed:	
	Calories Burned:		Heart Rate:	
	Breathing:		Meal:	
	How I Felt:			
	Injuries / Pain:			
	Positive Affirmation:			

Day:	Date:		Goal:	
Comments:	Route:			
	Distance:		Time:	
	Weather:		Speed:	
	Calories Burned:		Heart Rate:	
	Breathing:		Meal:	
	How I Felt:			
	Injuries / Pain:			
	Positive Affirmation:			

Day:	Date:		Goal:
Comments:	**Route:**		
	Distance:		**Time:**
	Weather:		**Speed:**
	Calories Burned:		**Heart Rate:**
	Breathing:		**Meal:**
	How I Felt:		
	Injuries / Pain:		
	Positive Affirmation:		

WEEKLY REVIEW

Total Distance:		Weight:	
Ave Speed:		**Total Hours:**	
Ave Heart Rate:		**Total Cal Burned:**	

Notes & Insights on How I Can Be Better Next Week:

"GETTING MORE
EXERCISE ISN'T ONLY
GOOD FOR YOUR
WAISTLINE. IT'S A
NATURAL
ANTI DEPRESSANT,
THAT LEAVES YOU IN
A GREAT MOOD."
- AULIQ ICE

Day:	Date:	Goal:
Comments:	**Route:**	
	Distance:	**Time:**
	Weather:	**Speed:**
	Calories Burned:	**Heart Rate:**
	Breathing:	**Meal:**
	How I Felt:	
	Injuries / Pain:	
	Positive Affirmation:	

Day:	Date:	Goal:
Comments:	**Route:**	
	Distance:	**Time:**
	Weather:	**Speed:**
	Calories Burned:	**Heart Rate:**
	Breathing:	**Meal:**
	How I Felt:	
	Injuries / Pain:	
	Positive Affirmation:	

Day:	Date:		Goal:
Comments:	**Route:**		
	Distance:	**Time:**	
	Weather:	**Speed:**	
	Calories Burned:	**Heart Rate:**	
	Breathing:	**Meal:**	
	How I Felt:		
	Injuries / Pain:		
	Positive Affirmation:		

Day:	Date:		Goal:
Comments:	**Route:**		
	Distance:	**Time:**	
	Weather:	**Speed:**	
	Calories Burned:	**Heart Rate:**	
	Breathing:	**Meal:**	
	How I Felt:		
	Injuries / Pain:		
	Positive Affirmation:		

Day:	Date:		Goal:	
Comments:	**Route:**			
	Distance:		**Time:**	
	Weather:		**Speed:**	
	Calories Burned:		**Heart Rate:**	
	Breathing:		**Meal:**	
	How I Felt:			
	Injuries / Pain:			
	Positive Affirmation:			

Day:	Date:		Goal:	
Comments:	**Route:**			
	Distance:		**Time:**	
	Weather:		**Speed:**	
	Calories Burned:		**Heart Rate:**	
	Breathing:		**Meal:**	
	How I Felt:			
	Injuries / Pain:			
	Positive Affirmation:			

Day:	Date:		Goal:
Comments:	**Route:**		
	Distance:		**Time:**
	Weather:		**Speed:**
	Calories Burned:		**Heart Rate:**
	Breathing:		**Meal:**
	How I Felt:		
	Injuries / Pain:		
	Positive Affirmation:		

WEEKLY REVIEW			
Total Distance:		**Weight:**	
Ave Speed:		**Total Hours:**	
Ave Heart Rate:		**Total Cal Burned:**	
Notes & Insights on How I Can Be Better Next Week:			

"Every run is a work of art, a drawing on each day's canvas. Some runs are shouts and some runs are whispers. Some runs are eulogies and others celebrations."
- Dagny Scott Barrio

Day:	Date:	Goal:
Comments:	**Route:**	
	Distance:	**Time:**
	Weather:	**Speed:**
	Calories Burned:	**Heart Rate:**
	Breathing:	**Meal:**
	How I Felt:	
	Injuries / Pain:	
	Positive Affirmation:	

Day:	Date:	Goal:
Comments:	**Route:**	
	Distance:	**Time:**
	Weather:	**Speed:**
	Calories Burned:	**Heart Rate:**
	Breathing:	**Meal:**
	How I Felt:	
	Injuries / Pain:	
	Positive Affirmation:	

Day:	Date:	Goal:
Comments:	**Route:**	
	Distance:	**Time:**
	Weather:	**Speed:**
	Calories Burned:	**Heart Rate:**
	Breathing:	**Meal:**
	How I Felt:	
	Injuries / Pain:	
	Positive Affirmation:	

Day:	Date:	Goal:
Comments:	**Route:**	
	Distance:	**Time:**
	Weather:	**Speed:**
	Calories Burned:	**Heart Rate:**
	Breathing:	**Meal:**
	How I Felt:	
	Injuries / Pain:	
	Positive Affirmation:	

Day:	Date:		Goal:
Comments:	**Route:**		
	Distance:		**Time:**
	Weather:		**Speed:**
	Calories Burned:		**Heart Rate:**
	Breathing:		**Meal:**
	How I Felt:		
	Injuries / Pain:		
	Positive Affirmation:		

Day:	Date:		Goal:
Comments:	**Route:**		
	Distance:		**Time:**
	Weather:		**Speed:**
	Calories Burned:		**Heart Rate:**
	Breathing:		**Meal:**
	How I Felt:		
	Injuries / Pain:		
	Positive Affirmation:		

Day:	Date:	Goal:
Comments:	Route:	
	Distance:	Time:
	Weather:	Speed:
	Calories Burned:	Heart Rate:
	Breathing:	Meal:
	How I Felt:	
	Injuries / Pain:	
	Positive Affirmation:	

WEEKLY REVIEW			
Total Distance:		Weight:	
Ave Speed:		Total Hours:	
Ave Heart Rate:		Total Cal Burned:	
Notes & Insights on How I Can Be Better Next Week:			

"THE PAIN OF RUNNING RELIEVES THE PAIN OF LIVING."
- JACQUELINE SIMON GUNN

Day:	Date:	Goal:
Comments:	**Route:**	
	Distance:	**Time:**
	Weather:	**Speed:**
	Calories Burned:	**Heart Rate:**
	Breathing:	**Meal:**
	How I Felt:	
	Injuries / Pain:	
	Positive Affirmation:	

Day:	Date:	Goal:
Comments:	**Route:**	
	Distance:	**Time:**
	Weather:	**Speed:**
	Calories Burned:	**Heart Rate:**
	Breathing:	**Meal:**
	How I Felt:	
	Injuries / Pain:	
	Positive Affirmation:	

Day:	Date:	Goal:
Comments:	Route:	
	Distance:	Time:
	Weather:	Speed:
	Calories Burned:	Heart Rate:
	Breathing:	Meal:
	How I Felt:	
	Injuries / Pain:	
	Positive Affirmation:	

Day:	Date:	Goal:
Comments:	Route:	
	Distance:	Time:
	Weather:	Speed:
	Calories Burned:	Heart Rate:
	Breathing:	Meal:
	How I Felt:	
	Injuries / Pain:	
	Positive Affirmation:	

Day:	Date:	Goal:
Comments:	**Route:**	
	Distance:	**Time:**
	Weather:	**Speed:**
	Calories Burned:	**Heart Rate:**
	Breathing:	**Meal:**
	How I Felt:	
	Injuries / Pain:	
	Positive Affirmation:	

Day:	Date:	Goal:
Comments:	**Route:**	
	Distance:	**Time:**
	Weather:	**Speed:**
	Calories Burned:	**Heart Rate:**
	Breathing:	**Meal:**
	How I Felt:	
	Injuries / Pain:	
	Positive Affirmation:	

Day:	Date:		Goal:
Comments:	**Route:**		
	Distance:		**Time:**
	Weather:		**Speed:**
	Calories Burned:		**Heart Rate:**
	Breathing:		**Meal:**
	How I Felt:		
	Injuries / Pain:		
	Positive Affirmation:		

WEEKLY REVIEW			
Total Distance:		**Weight:**	
Ave Speed:		**Total Hours:**	
Ave Heart Rate:		**Total Cal Burned:**	
Notes & Insights on How I Can Be Better Next Week:			

"I COULD FEEL MY ANGER DISSIPATING AS THE MILES WENT BY – YOU CAN'T RUN AND STAY MAD!"

– KATHRINE SWITZER

Day:	Date:		Goal:	
Comments:	**Route:**			
	Distance:		**Time:**	
	Weather:		**Speed:**	
	Calories Burned:		**Heart Rate:**	
	Breathing:		**Meal:**	
	How I Felt:			
	Injuries / Pain:			
	Positive Affirmation:			

Day:	Date:		Goal:	
Comments:	**Route:**			
	Distance:		**Time:**	
	Weather:		**Speed:**	
	Calories Burned:		**Heart Rate:**	
	Breathing:		**Meal:**	
	How I Felt:			
	Injuries / Pain:			
	Positive Affirmation:			

Day:	Date:		Goal:
Comments:	**Route:**		
	Distance:		**Time:**
	Weather:		**Speed:**
	Calories Burned:		**Heart Rate:**
	Breathing:		**Meal:**
	How I Felt:		
	Injuries / Pain:		
	Positive Affirmation:		

Day:	Date:		Goal:
Comments:	**Route:**		
	Distance:		**Time:**
	Weather:		**Speed:**
	Calories Burned:		**Heart Rate:**
	Breathing:		**Meal:**
	How I Felt:		
	Injuries / Pain:		
	Positive Affirmation:		

Day:	Date:		Goal:
Comments:	**Route:**		
	Distance:		**Time:**
	Weather:		**Speed:**
	Calories Burned:		**Heart Rate:**
	Breathing:		**Meal:**
	How I Felt:		
	Injuries / Pain:		
	Positive Affirmation:		

Day:	Date:		Goal:
Comments:	**Route:**		
	Distance:		**Time:**
	Weather:		**Speed:**
	Calories Burned:		**Heart Rate:**
	Breathing:		**Meal:**
	How I Felt:		
	Injuries / Pain:		
	Positive Affirmation:		

Day:	Date:	Goal:

Comments:	Route:	
	Distance:	Time:
	Weather:	Speed:
	Calories Burned:	Heart Rate:
	Breathing:	Meal:
	How I Felt:	
	Injuries / Pain:	
	Positive Affirmation:	

WEEKLY REVIEW

Total Distance:		Weight:	
Ave Speed:		Total Hours:	
Ave Heart Rate:		Total Cal Burned:	

Notes & Insights on How I Can Be Better Next Week:

"WINNING HAS NOTHING TO DO WITH RACING. MOST DAYS DON'T HAVE RACES ANYWAY. WINNING IS ABOUT STRUGGLE AND EFFORT AND OPTIMISM, AND NEVER, EVER, EVER GIVING UP."
- AMBY BURFOOT

Day:	Date:		Goal:
Comments:	Route:		
	Distance:		Time:
	Weather:		Speed:
	Calories Burned:		Heart Rate:
	Breathing:		Meal:
	How I Felt:		
	Injuries / Pain:		
	Positive Affirmation:		

Day:	Date:		Goal:
Comments:	Route:		
	Distance:		Time:
	Weather:		Speed:
	Calories Burned:		Heart Rate:
	Breathing:		Meal:
	How I Felt:		
	Injuries / Pain:		
	Positive Affirmation:		

Day:	Date:	Goal:	
Comments:	Route:		
	Distance:	Time:	
	Weather:	Speed:	
	Calories Burned:	Heart Rate:	
	Breathing:	Meal:	
	How I Felt:		
	Injuries / Pain:		
	Positive Affirmation:		

Day:	Date:	Goal:	
Comments:	Route:		
	Distance:	Time:	
	Weather:	Speed:	
	Calories Burned:	Heart Rate:	
	Breathing:	Meal:	
	How I Felt:		
	Injuries / Pain:		
	Positive Affirmation:		

Day:	Date:	Goal:
Comments:	**Route:**	
	Distance:	**Time:**
	Weather:	**Speed:**
	Calories Burned:	**Heart Rate:**
	Breathing:	**Meal:**
	How I Felt:	
	Injuries / Pain:	
	Positive Affirmation:	

Day:	Date:	Goal:
Comments:	**Route:**	
	Distance:	**Time:**
	Weather:	**Speed:**
	Calories Burned:	**Heart Rate:**
	Breathing:	**Meal:**
	How I Felt:	
	Injuries / Pain:	
	Positive Affirmation:	

Day:	Date:		Goal:	
Comments:	**Route:**			
	Distance:		**Time:**	
	Weather:		**Speed:**	
	Calories Burned:		**Heart Rate:**	
	Breathing:		**Meal:**	
	How I Felt:			
	Injuries / Pain:			
	Positive Affirmation:			

WEEKLY REVIEW				
Total Distance:		**Weight:**		
Ave Speed:		**Total Hours:**		
Ave Heart Rate:		**Total Cal Burned:**		
Notes & Insights on How I Can Be Better Next Week:				

"I RUN BECAUSE I CAN. WHEN I GET TIRED, I REMEMBER THOSE WHO CAN'T RUN, WHAT THEY WOULD GIVE TO HAVE THIS SIMPLE GIFT I TAKE FOR GRANTED, AND I RUN HARDER FOR THEM. I KNOW THEY WOULD DO THE SAME FOR ME."
—ANONYMOUS

Day:	Date:	Goal:
Comments:	**Route:**	
	Distance:	**Time:**
	Weather:	**Speed:**
	Calories Burned:	**Heart Rate:**
	Breathing:	**Meal:**
	How I Felt:	
	Injuries / Pain:	
	Positive Affirmation:	

Day:	Date:	Goal:
Comments:	**Route:**	
	Distance:	**Time:**
	Weather:	**Speed:**
	Calories Burned:	**Heart Rate:**
	Breathing:	**Meal:**
	How I Felt:	
	Injuries / Pain:	
	Positive Affirmation:	

Day:	Date:	Goal:
Comments:	**Route:**	
	Distance:	**Time:**
	Weather:	**Speed:**
	Calories Burned:	**Heart Rate:**
	Breathing:	**Meal:**
	How I Felt:	
	Injuries / Pain:	
	Positive Affirmation:	

Day:	Date:	Goal:
Comments:	**Route:**	
	Distance:	**Time:**
	Weather:	**Speed:**
	Calories Burned:	**Heart Rate:**
	Breathing:	**Meal:**
	How I Felt:	
	Injuries / Pain:	
	Positive Affirmation:	

Day:	Date:		Goal:	
Comments:	Route:			
	Distance:		Time:	
	Weather:		Speed:	
	Calories Burned:		Heart Rate:	
	Breathing:		Meal:	
	How I Felt:			
	Injuries / Pain:			
	Positive Affirmation:			

Day:	Date:		Goal:	
Comments:	Route:			
	Distance:		Time:	
	Weather:		Speed:	
	Calories Burned:		Heart Rate:	
	Breathing:		Meal:	
	How I Felt:			
	Injuries / Pain:			
	Positive Affirmation:			

Day:	Date:	Goal:

Comments:	Route:	
	Distance:	Time:
	Weather:	Speed:
	Calories Burned:	Heart Rate:
	Breathing:	Meal:
	How I Felt:	
	Injuries / Pain:	
	Positive Affirmation:	

WEEKLY REVIEW

Total Distance:		Weight:	
Ave Speed:		Total Hours:	
Ave Heart Rate:		Total Cal Burned:	

Notes & Insights on How I Can Be Better Next Week:

"RUNNING ALLOWS ME TO SET MY MIND FREE. NOTHING SEEMS IMPOSSIBLE. NOTHING UNATTAINABLE."
—KARA GOUCHER

Day:	Date:		Goal:	
Comments:	Route:			
	Distance:		Time:	
	Weather:		Speed:	
	Calories Burned:		Heart Rate:	
	Breathing:		Meal:	
	How I Felt:			
	Injuries / Pain:			
	Positive Affirmation:			

Day:	Date:		Goal:	
Comments:	Route:			
	Distance:		Time:	
	Weather:		Speed:	
	Calories Burned:		Heart Rate:	
	Breathing:		Meal:	
	How I Felt:			
	Injuries / Pain:			
	Positive Affirmation:			

Day:	Date:	Goal:
Comments:	**Route:**	
	Distance:	**Time:**
	Weather:	**Speed:**
	Calories Burned:	**Heart Rate:**
	Breathing:	**Meal:**
	How I Felt:	
	Injuries / Pain:	
	Positive Affirmation:	

Day:	Date:	Goal:
Comments:	**Route:**	
	Distance:	**Time:**
	Weather:	**Speed:**
	Calories Burned:	**Heart Rate:**
	Breathing:	**Meal:**
	How I Felt:	
	Injuries / Pain:	
	Positive Affirmation:	

Day:	Date:	Goal:
Comments:	Route:	
	Distance:	Time:
	Weather:	Speed:
	Calories Burned:	Heart Rate:
	Breathing:	Meal:
	How I Felt:	
	Injuries / Pain:	
	Positive Affirmation:	

Day:	Date:	Goal:
Comments:	Route:	
	Distance:	Time:
	Weather:	Speed:
	Calories Burned:	Heart Rate:
	Breathing:	Meal:
	How I Felt:	
	Injuries / Pain:	
	Positive Affirmation:	

Day:	Date:		Goal:	
Comments:	Route:			
	Distance:		Time:	
	Weather:		Speed:	
	Calories Burned:		Heart Rate:	
	Breathing:		Meal:	
	How I Felt:			
	Injuries / Pain:			
	Positive Affirmation:			

WEEKLY REVIEW			
Total Distance:		Weight:	
Ave Speed:		Total Hours:	
Ave Heart Rate:		Total Cal Burned:	

Notes & Insights on How I Can Be Better Next Week:

"A GOOD LAUGH
AND A LONG RUN
ARE THE TWO
BEST CURES FOR
ANYTHING."
—ANONYMOUS

Day:	Date:	Goal:
Comments:	**Route:**	
	Distance:	**Time:**
	Weather:	**Speed:**
	Calories Burned:	**Heart Rate:**
	Breathing:	**Meal:**
	How I Felt:	
	Injuries / Pain:	
	Positive Affirmation:	

Day:	Date:	Goal:
Comments:	**Route:**	
	Distance:	**Time:**
	Weather:	**Speed:**
	Calories Burned:	**Heart Rate:**
	Breathing:	**Meal:**
	How I Felt:	
	Injuries / Pain:	
	Positive Affirmation:	

Day:	Date:		Goal:
Comments:	**Route:**		
	Distance:		**Time:**
	Weather:		**Speed:**
	Calories Burned:		**Heart Rate:**
	Breathing:		**Meal:**
	How I Felt:		
	Injuries / Pain:		
	Positive Affirmation:		

Day:	Date:		Goal:
Comments:	**Route:**		
	Distance:		**Time:**
	Weather:		**Speed:**
	Calories Burned:		**Heart Rate:**
	Breathing:		**Meal:**
	How I Felt:		
	Injuries / Pain:		
	Positive Affirmation:		

Day:	Date:	Goal:
Comments:	Route:	
	Distance:	Time:
	Weather:	Speed:
	Calories Burned:	Heart Rate:
	Breathing:	Meal:
	How I Felt:	
	Injuries / Pain:	
	Positive Affirmation:	

Day:	Date:	Goal:
Comments:	Route:	
	Distance:	Time:
	Weather:	Speed:
	Calories Burned:	Heart Rate:
	Breathing:	Meal:
	How I Felt:	
	Injuries / Pain:	
	Positive Affirmation:	

Day:	Date:	Goal:

Comments:	Route:	
	Distance:	Time:
	Weather:	Speed:
	Calories Burned:	Heart Rate:
	Breathing:	Meal:
	How I Felt:	
	Injuries / Pain:	
	Positive Affirmation:	

WEEKLY REVIEW

Total Distance:		Weight:	
Ave Speed:		Total Hours:	
Ave Heart Rate:		Total Cal Burned:	

Notes & Insights on How I Can Be Better Next Week:

"IT'S VERY HARD AT THE BEGINNING TO UNDERSTAND THAT THE WHOLE IDEA IS NOT TO BEAT THE OTHER RUNNERS. EVENTUALLY, YOU LEARN THAT THE COMPETITION IS AGAINST THE LITTLE VOICE INSIDE YOU THAT WANTS YOU TO QUIT."
GEORGE SHEEHAN, M.D.

Day:	Date:	Goal:
Comments:	**Route:**	
	Distance:	**Time:**
	Weather:	**Speed:**
	Calories Burned:	**Heart Rate:**
	Breathing:	**Meal:**
	How I Felt:	
	Injuries / Pain:	
	Positive Affirmation:	

Day:	Date:	Goal:
Comments:	**Route:**	
	Distance:	**Time:**
	Weather:	**Speed:**
	Calories Burned:	**Heart Rate:**
	Breathing:	**Meal:**
	How I Felt:	
	Injuries / Pain:	
	Positive Affirmation:	

Day:	Date:	Goal:
Comments:	**Route:**	
	Distance:	**Time:**
	Weather:	**Speed:**
	Calories Burned:	**Heart Rate:**
	Breathing:	**Meal:**
	How I Felt:	
	Injuries / Pain:	
	Positive Affirmation:	

Day:	Date:	Goal:
Comments:	**Route:**	
	Distance:	**Time:**
	Weather:	**Speed:**
	Calories Burned:	**Heart Rate:**
	Breathing:	**Meal:**
	How I Felt:	
	Injuries / Pain:	
	Positive Affirmation:	

Day:	Date:	Goal:
Comments:	**Route:**	
	Distance:	**Time:**
	Weather:	**Speed:**
	Calories Burned:	**Heart Rate:**
	Breathing:	**Meal:**
	How I Felt:	
	Injuries / Pain:	
	Positive Affirmation:	

Day:	Date:	Goal:
Comments:	**Route:**	
	Distance:	**Time:**
	Weather:	**Speed:**
	Calories Burned:	**Heart Rate:**
	Breathing:	**Meal:**
	How I Felt:	
	Injuries / Pain:	
	Positive Affirmation:	

Day:	Date:		Goal:	
Comments:	**Route:**			
	Distance:		**Time:**	
	Weather:		**Speed:**	
	Calories Burned:		**Heart Rate:**	
	Breathing:		**Meal:**	
	How I Felt:			
	Injuries / Pain:			
	Positive Affirmation:			

WEEKLY REVIEW			
Total Distance:		**Weight:**	
Ave Speed:		**Total Hours:**	
Ave Heart Rate:		**Total Cal Burned:**	

Notes & Insights on How I Can Be Better Next Week:

"Run often. Run long. But never outrun your joy of running."
—Julie Isphording

Day:	Date:	Goal:
Comments:	**Route:**	
	Distance:	**Time:**
	Weather:	**Speed:**
	Calories Burned:	**Heart Rate:**
	Breathing:	**Meal:**
	How I Felt:	
	Injuries / Pain:	
	Positive Affirmation:	

Day:	Date:	Goal:
Comments:	**Route:**	
	Distance:	**Time:**
	Weather:	**Speed:**
	Calories Burned:	**Heart Rate:**
	Breathing:	**Meal:**
	How I Felt:	
	Injuries / Pain:	
	Positive Affirmation:	

Day:	Date:	Goal:
Comments:	**Route:**	
	Distance:	**Time:**
	Weather:	**Speed:**
	Calories Burned:	**Heart Rate:**
	Breathing:	**Meal:**
	How I Felt:	
	Injuries / Pain:	
	Positive Affirmation:	

Day:	Date:	Goal:
Comments:	**Route:**	
	Distance:	**Time:**
	Weather:	**Speed:**
	Calories Burned:	**Heart Rate:**
	Breathing:	**Meal:**
	How I Felt:	
	Injuries / Pain:	
	Positive Affirmation:	

Day:	Date:	Goal:
Comments:	Route:	
	Distance:	Time:
	Weather:	Speed:
	Calories Burned:	Heart Rate:
	Breathing:	Meal:
	How I Felt:	
	Injuries / Pain:	
	Positive Affirmation:	

Day:	Date:	Goal:
Comments:	Route:	
	Distance:	Time:
	Weather:	Speed:
	Calories Burned:	Heart Rate:
	Breathing:	Meal:
	How I Felt:	
	Injuries / Pain:	
	Positive Affirmation:	

Day:	Date:	Goal:

Comments:	Route:	
	Distance:	Time:
	Weather:	Speed:
	Calories Burned:	Heart Rate:
	Breathing:	Meal:
	How I Felt:	
	Injuries / Pain:	
	Positive Affirmation:	

WEEKLY REVIEW

Total Distance:		Weight:	
Ave Speed:		Total Hours:	
Ave Heart Rate:		Total Cal Burned:	

Notes & Insights on How I Can Be Better Next Week:

"ON YOUR GOOD
DAYS, RUN HARD.
ON YOUR BAD
DAYS, RUN AS
LONG AS YOU
NEED."
—ANONYMOUS

Day:	Date:	Goal:
Comments:	Route:	
	Distance:	Time:
	Weather:	Speed:
	Calories Burned:	Heart Rate:
	Breathing:	Meal:
	How I Felt:	
	Injuries / Pain:	
	Positive Affirmation:	

Day:	Date:	Goal:
Comments:	Route:	
	Distance:	Time:
	Weather:	Speed:
	Calories Burned:	Heart Rate:
	Breathing:	Meal:
	How I Felt:	
	Injuries / Pain:	
	Positive Affirmation:	

Day:	Date:	Goal:
Comments:	**Route:**	
	Distance:	**Time:**
	Weather:	**Speed:**
	Calories Burned:	**Heart Rate:**
	Breathing:	**Meal:**
	How I Felt:	
	Injuries / Pain:	
	Positive Affirmation:	

Day:	Date:	Goal:
Comments:	**Route:**	
	Distance:	**Time:**
	Weather:	**Speed:**
	Calories Burned:	**Heart Rate:**
	Breathing:	**Meal:**
	How I Felt:	
	Injuries / Pain:	
	Positive Affirmation:	

Day:	Date:	Goal:
Comments:	**Route:**	
	Distance:	**Time:**
	Weather:	**Speed:**
	Calories Burned:	**Heart Rate:**
	Breathing:	**Meal:**
	How I Felt:	
	Injuries / Pain:	
	Positive Affirmation:	

Day:	Date:	Goal:
Comments:	**Route:**	
	Distance:	**Time:**
	Weather:	**Speed:**
	Calories Burned:	**Heart Rate:**
	Breathing:	**Meal:**
	How I Felt:	
	Injuries / Pain:	
	Positive Affirmation:	

Day:	Date:	Goal:
Comments:	**Route:**	
	Distance:	**Time:**
	Weather:	**Speed:**
	Calories Burned:	**Heart Rate:**
	Breathing:	**Meal:**
	How I Felt:	
	Injuries / Pain:	
	Positive Affirmation:	

WEEKLY REVIEW			
Total Distance:		**Weight:**	
Ave Speed:		**Total Hours:**	
Ave Heart Rate:		**Total Cal Burned:**	
Notes & Insights on How I Can Be Better Next Week:			

"IF YOU WANT TO
CHANGE YOUR
BODY, EXERCISE.
IF YOU WANT TO
CHANGE YOUR
LIFE, BECOME A
RUNNER."
— ANONYMOUS

Day:	Date:		Goal:
Comments:	**Route:**		
	Distance:		**Time:**
	Weather:		**Speed:**
	Calories Burned:		**Heart Rate:**
	Breathing:		**Meal:**
	How I Felt:		
	Injuries / Pain:		
	Positive Affirmation:		

Day:	Date:		Goal:
Comments:	**Route:**		
	Distance:		**Time:**
	Weather:		**Speed:**
	Calories Burned:		**Heart Rate:**
	Breathing:		**Meal:**
	How I Felt:		
	Injuries / Pain:		
	Positive Affirmation:		

Day:	Date:		Goal:
Comments:	Route:		
	Distance:		Time:
	Weather:		Speed:
	Calories Burned:		Heart Rate:
	Breathing:		Meal:
	How I Felt:		
	Injuries / Pain:		
	Positive Affirmation:		

Day:	Date:		Goal:
Comments:	Route:		
	Distance:		Time:
	Weather:		Speed:
	Calories Burned:		Heart Rate:
	Breathing:		Meal:
	How I Felt:		
	Injuries / Pain:		
	Positive Affirmation:		

Day:	Date:	Goal:
Comments:	**Route:**	
	Distance:	**Time:**
	Weather:	**Speed:**
	Calories Burned:	**Heart Rate:**
	Breathing:	**Meal:**
	How I Felt:	
	Injuries / Pain:	
	Positive Affirmation:	

Day:	Date:	Goal:
Comments:	**Route:**	
	Distance:	**Time:**
	Weather:	**Speed:**
	Calories Burned:	**Heart Rate:**
	Breathing:	**Meal:**
	How I Felt:	
	Injuries / Pain:	
	Positive Affirmation:	

Day:	Date:	Goal:

Comments:	Route:	
	Distance:	Time:
	Weather:	Speed:
	Calories Burned:	Heart Rate:
	Breathing:	Meal:
	How I Felt:	
	Injuries / Pain:	
	Positive Affirmation:	

WEEKLY REVIEW			
Total Distance:		Weight:	
Ave Speed:		Total Hours:	
Ave Heart Rate:		Total Cal Burned:	

Notes & Insights on How I Can Be Better Next Week:

"THE REAL
PURPOSE OF
RUNNING ISN'T TO
WIN A RACE. IT'S
TO TEST THE
LIMITS OF THE
HUMAN HEART."
—BILL BOWERMAN

Day:	Date:		Goal:	
Comments:	**Route:**			
	Distance:		**Time:**	
	Weather:		**Speed:**	
	Calories Burned:		**Heart Rate:**	
	Breathing:		**Meal:**	
	How I Felt:			
	Injuries / Pain:			
	Positive Affirmation:			

Day:	Date:		Goal:	
Comments:	**Route:**			
	Distance:		**Time:**	
	Weather:		**Speed:**	
	Calories Burned:		**Heart Rate:**	
	Breathing:		**Meal:**	
	How I Felt:			
	Injuries / Pain:			
	Positive Affirmation:			

Day:	Date:	Goal:
Comments:	Route:	
	Distance:	Time:
	Weather:	Speed:
	Calories Burned:	Heart Rate:
	Breathing:	Meal:
	How I Felt:	
	Injuries / Pain:	
	Positive Affirmation:	

Day:	Date:	Goal:
Comments:	Route:	
	Distance:	Time:
	Weather:	Speed:
	Calories Burned:	Heart Rate:
	Breathing:	Meal:
	How I Felt:	
	Injuries / Pain:	
	Positive Affirmation:	

Day:	Date:	Goal:
Comments:	**Route:**	
	Distance:	**Time:**
	Weather:	**Speed:**
	Calories Burned:	**Heart Rate:**
	Breathing:	**Meal:**
	How I Felt:	
	Injuries / Pain:	
	Positive Affirmation:	

Day:	Date:	Goal:
Comments:	**Route:**	
	Distance:	**Time:**
	Weather:	**Speed:**
	Calories Burned:	**Heart Rate:**
	Breathing:	**Meal:**
	How I Felt:	
	Injuries / Pain:	
	Positive Affirmation:	

Day:	Date:	Goal:
Comments:	**Route:**	
	Distance:	**Time:**
	Weather:	**Speed:**
	Calories Burned:	**Heart Rate:**
	Breathing:	**Meal:**
	How I Felt:	
	Injuries / Pain:	
	Positive Affirmation:	

WEEKLY REVIEW

Total Distance:		Weight:	
Ave Speed:		**Total Hours:**	
Ave Heart Rate:		**Total Cal Burned:**	

Notes & Insights on How I Can Be Better Next Week:

"OUR RUNNING
SHOES HAVE MAGIC
IN THEM. THE POWER
TO TRANSFORM A BAD
DAY INTO A GOOD
DAY; FRUSTRATION
INTO SPEED;
SELF DOUBT INTO
CONFIDENCE;
CHOCOLATE CAKE
INTO MUSCLE."
—MINA SAMUELS

Day:	Date:		Goal:	
Comments:	**Route:**			
	Distance:		**Time:**	
	Weather:		**Speed:**	
	Calories Burned:		**Heart Rate:**	
	Breathing:		**Meal:**	
	How I Felt:			
	Injuries / Pain:			
	Positive Affirmation:			

Day:	Date:		Goal:	
Comments:	**Route:**			
	Distance:		**Time:**	
	Weather:		**Speed:**	
	Calories Burned:		**Heart Rate:**	
	Breathing:		**Meal:**	
	How I Felt:			
	Injuries / Pain:			
	Positive Affirmation:			

Day:	Date:	Goal:
Comments:	**Route:**	
	Distance:	**Time:**
	Weather:	**Speed:**
	Calories Burned:	**Heart Rate:**
	Breathing:	**Meal:**
	How I Felt:	
	Injuries / Pain:	
	Positive Affirmation:	

Day:	Date:	Goal:
Comments:	**Route:**	
	Distance:	**Time:**
	Weather:	**Speed:**
	Calories Burned:	**Heart Rate:**
	Breathing:	**Meal:**
	How I Felt:	
	Injuries / Pain:	
	Positive Affirmation:	

Day:	Date:	Goal:
Comments:	**Route:**	
	Distance:	**Time:**
	Weather:	**Speed:**
	Calories Burned:	**Heart Rate:**
	Breathing:	**Meal:**
	How I Felt:	
	Injuries / Pain:	
	Positive Affirmation:	

Day:	Date:	Goal:
Comments:	**Route:**	
	Distance:	**Time:**
	Weather:	**Speed:**
	Calories Burned:	**Heart Rate:**
	Breathing:	**Meal:**
	How I Felt:	
	Injuries / Pain:	
	Positive Affirmation:	

Day:	Date:	Goal:

Comments:	Route:	
	Distance:	Time:
	Weather:	Speed:
	Calories Burned:	Heart Rate:
	Breathing:	Meal:
	How I Felt:	
	Injuries / Pain:	
	Positive Affirmation:	

WEEKLY REVIEW

Total Distance:		Weight:	
Ave Speed:		Total Hours:	
Ave Heart Rate:		Total Cal Burned:	

Notes & Insights on How I Can Be Better Next Week:

"THERE WILL
COME A DAY WHEN
I CAN NO LONGER
RUN. TODAY IS
NOT THAT DAY."
— ANONYMOUS

Day:	Date:	Goal:
Comments:	**Route:**	
	Distance:	**Time:**
	Weather:	**Speed:**
	Calories Burned:	**Heart Rate:**
	Breathing:	**Meal:**
	How I Felt:	
	Injuries / Pain:	
	Positive Affirmation:	

Day:	Date:	Goal:
Comments:	**Route:**	
	Distance:	**Time:**
	Weather:	**Speed:**
	Calories Burned:	**Heart Rate:**
	Breathing:	**Meal:**
	How I Felt:	
	Injuries / Pain:	
	Positive Affirmation:	

Day:	Date:	Goal:
Comments:	Route:	
	Distance:	Time:
	Weather:	Speed:
	Calories Burned:	Heart Rate:
	Breathing:	Meal:
	How I Felt:	
	Injuries / Pain:	
	Positive Affirmation:	

Day:	Date:	Goal:
Comments:	Route:	
	Distance:	Time:
	Weather:	Speed:
	Calories Burned:	Heart Rate:
	Breathing:	Meal:
	How I Felt:	
	Injuries / Pain:	
	Positive Affirmation:	

Day:	Date:	Goal:
Comments:	Route:	
	Distance:	Time:
	Weather:	Speed:
	Calories Burned:	Heart Rate:
	Breathing:	Meal:
	How I Felt:	
	Injuries / Pain:	
	Positive Affirmation:	

Day:	Date:	Goal:
Comments:	Route:	
	Distance:	Time:
	Weather:	Speed:
	Calories Burned:	Heart Rate:
	Breathing:	Meal:
	How I Felt:	
	Injuries / Pain:	
	Positive Affirmation:	

Day:	Date:	Goal:
Comments:	Route:	
	Distance:	Time:
	Weather:	Speed:
	Calories Burned:	Heart Rate:
	Breathing:	Meal:
	How I Felt:	
	Injuries / Pain:	
	Positive Affirmation:	

WEEKLY REVIEW			
Total Distance:		Weight:	
Ave Speed:		Total Hours:	
Ave Heart Rate:		Total Cal Burned:	

Notes & Insights on How I Can Be Better Next Week:

"WHAT SEEMS
HARD NOW WILL
ONE DAY BE YOUR
WARM UP."
—ANONYMOUS

www.ingramcontent.com/pod-product-compliance
Lightning Source LLC
Chambersburg PA
CBHW051030030426
42336CB00015B/2810